AF234403

NOTE SUR LA COEXISTENCE APPARENTE

D'UNE

MALADIE DU CŒUR

ET DE LA

PHTHISIE PULMONAIRE

A PROPOS D'UNE OBSERVATION AVEC AUTOPSIE

PAR

Le Dʳ Raymond TRIPIER

Médecin de l'Hôtel-Dieu de Lyon.

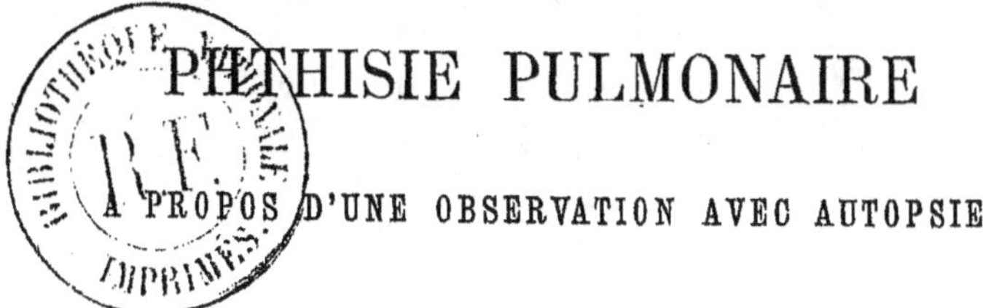

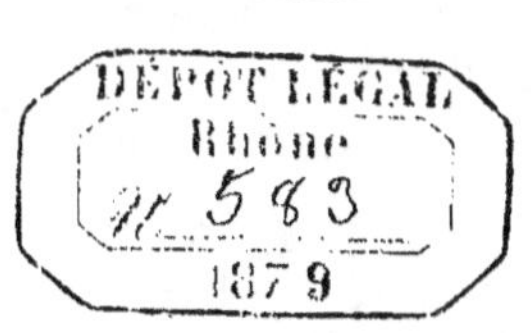

LYON

ASSOCIATION TYPOGRAPHIQUE

RIOTOR, RUE DE LA BARRE, 12.

—

1879

NOTE SUR LA COEXISTENCE APPARENTE

D'UNE

MALADIE DU CŒUR

ET DE LA

PHTHISIE PULMONAIRE

A PROPOS D'UNE OBSERVATION AVEC AUTOPSIE

J'ai l'honneur de présenter à la Société des sciences médicales les pièces pathologiques provenant d'une malade de mon service qui avait offert pendant sa vie un ensemble de phénomènes pouvant faire croire à la coexistence d'une maladie du cœur et de la phthisie pulmonaire.

Depuis que Rokitanski a dit qu'il existait un antagonisme entre la phthisie pulmonaire et les maladies du cœur, la plupart des auteurs qui se sont occupés de cette question ont limité cet antagonisme aux affections de la valvule mitrale ou ont combattu absolument la proposition de l'illustre anatomo-pathologiste. Enfin, plusieurs médecins après Lebert ont considéré les lésions de l'artère pulmonaire comme capables de déterminer la phthisie.

Je ne veux pas entrer aujourd'hui dans la discussion de cette question sur laquelle j'ai l'intention de revenir prochainement en publiant les faits que j'ai recueillis depuis dix ans à ce sujet. Je me bornerai à énoncer cette proposition : *Qu'on croit souvent à la coexistence de la phthisie pulmonaire et d'une maladie du cœur, alors que l'affection est limitée aux poumons ou au cœur ;* et dans le but de contribuer à sa démonstration je rapporterai l'observation suivante :

Jeanne Passaquay, âgée de 39 ans, ovaliste, est entrée à l'Hôtel-Dieu dans mon service le 17 avril 1879.

Son père est bien portant, ne tousse pas ; sa mère est morte d'une fièvre typhoïde. Elle a un frère et une sœur qui ne toussent pas ; elle ne connaît pas de phthisiques dans sa famille, mais sa sœur a eu des rhumatismes aigus.

Réglée à quinze ans, la malade a eu à l'âge de vingt ans un enfant qui est mort à six ans d'une fièvre muqueuse. Dans sa jeunesse elle s'enrhumait facilement et ses rhumes étaient longs à guérir. Il y a une dizaine d'années, pendant un hiver, la malade eut une bronchite intense à la suite de laquelle elle a toujours été sujette aux symptômes thoraciques qui existent aujourd'hui. Quatre à cinq mois après avoir été prise de cette bronchite, elle eut un rhumatisme polyarticulaire subaigu qui dura près d'un mois sans obliger la malade à tenir le lit. Depuis cette époque les douleurs n'ont pas reparu.

La bronchite à laquelle la malade fait remonter tous les accidents disparaissait pendant les étés les premières années ; mais depuis trois ans elle ne s'amendait presque pas pendant la belle saison. Depuis la même époque, menstruation irrégulière. Jamais d'hémoptysie. Palpitation depuis une sixaine d'années sous l'influence du moindre effort et même parfois spontanément. Il y a trois ans, à la suite d'une recrudescence de sa bronchite, elle eut de l'anasarque, et le visage même ne fut pas épargné. Depuis lors cet accident s'est reproduit plusieurs fois, toujours avec les mêmes caractères.

La malade a fait un premier séjour à l'Hôtel-Dieu il y a neuf ans, un deuxième il y a deux ans et demi, et enfin un troisième tout dernièrement dans le service de M. le professeur Teissier.

Depuis sa sortie de l'hôpital, le 8 mars, elle a toujours été souffrante ; et les symptômes ayant encore augmenté d'intensité ces derniers jours, elle a été obligée de rentrer à l'Hôtel-Dieu.

État actuel. — Anasarque considérable, oppression constante. La malade est obligée de rester assise dans son lit, le tronc incliné en avant. Visage pâle avec cyanose des joues et des lèvres. Les extrémités des doigts présentent aussi une légère cyanose. Jugulaires dilatées, pouls veineux. Respiration fréquente avec inspiration brusque, forcée, à type costal supérieur. Toux quinteuse, accompagnée du rejet de mucosités aérées très-abondantes.

La poitrine présente une sonorité normale à droite et un peu de submatité à gauche, en arrière.

On entend partout la respiration, peut-être avec plus d'intensité aux sommets où elle a un peu le caractère puéril. Ainsi au sommet droit, en arrière, l'expiration est légèrement bronchique et un peu prolongée. Ces caractères de la respiration sont encore moins prononcés au sommet gauche. En revanche, la respiration y est saccadée. La voix haute et la toux sont plus retentissantes à droite. Quant à la voix basse, elle offre un léger degré de pectoriloquie aphone un peu plus accusée au sommet droit.

Il existe des râles muqueux et sonores disséminés dans les deux poumons, plus nombreux à gauche où ils sont encore perçus sur toute la hauteur du poumon. En arrière ce sont des râles muqueux moyens très-nombreux, surtout à la base, où ils donnent à l'oreille la sensation de déchirement. En avant, il y a aussi beaucoup de râles muqueux mélangés à des râles sibilants. A droite, il n'y a pas de râles dans le tiers supérieur du poumon ; mais on les trouve de plus en plus nombreux en descendant jusqu'à la base, surtout en arrière. En avant ils sont moins nombreux, localisés vers l'extrémité sternale des troisième et quatrième côtes où l'on entend en même temps un râle sibilant très-intense, semblable à un grincement et masquant en partie les râles muqueux.

Les battements du cœur sont très-fréquents et tumultueux, surtout appréciables au niveau de la région épigastrique où ils sont assez forts pour produire un soulèvement de la main très-marqué. La pointe bat dans le cinquième espace intercostal un peu en dehors du mamelon. Frémissement cataire au niveau des troisième, quatrième et cinquième espaces intercostaux dans l'espace compris entre le bord gauche du sternum et une ligne parallèle à ce bord passant par le mamelon. C'est dans le troisième espace, près du sternum, qu'il

offre son maximum d'intensité et de durée; il paraît diastolique. Mais dans le cinquième espace, où il est perçu un peu
plus en dehors jusqu'au niveau de la pointe, il est très-ma-
nifestement présystolique.

A l'auscultation, on trouve un bruit de souffle correspondant au frémissement, c'est-à-dire présystolique à la pointe,
et paraissant plutôt diastolique dans le troisième espace
intercostal gauche, où il est plus intense.

Je considérai ces caractères des bruits anormaux comme
très-douteux, soit parce que les autres signes d'une insuffisance aortique faisaient défaut, soit parce que l'examen de la
malade était rendu très-difficile par la position assise qu'elle
était obligée de garder, par son oppression qu'on augmentait
encore, et enfin par les battements du cœur qui étaient très-
tumultueux, très-fréquents. Pour ces motifs, j'ajournai mon
diagnostic jusqu'au moment où je pourrais faire un nouvel
examen dans de meilleures conditions.

Urines contenant une assez grande quantité d'albumine ;
densité : 1018.

4 mai. La malade est toujours très-oppressée. Grande gêne
de la circulation se traduisant par l'augmentation de l'anasarque et par le gonflement des veines du cou. C'est ainsi
que les mains sont envahies par l'œdème depuis hier et que
les veines du cou sont tellement distendues qu'on perçoit à
peine le pouls veineux. Les lèvres sont très-cyanosées. La
malade est constamment obligée de rester assise sur son lit;
le moindre mouvement, l'inclinaison du tronc en arrière suffisant à déterminer des quintes de toux et des sensations
d'étouffement très-pénibles. Toutefois, elle supporte mieux
l'examen que précédemment. Toux fréquente, crachats blancs
muqueux, aérés, assez abondants.

L'auscultation de la poitrine permet de constater les mêmes
phénomènes qu'au moment du premier examen.

Les battements du cœur sont toujours assez fréquents (à
120), mais plus réguliers. Ils ne deviennent tumultueux et
précipités que de loin en loin et pendant de courts instants.
Tous les battements sont ordinairement perçus à la radiale ;

mais cette recherche n'a pas été faite au moment où ils étaient le plus tumultueux. Impulsion et pointe du cœur comme précédemment. Frémissement manifestement présystolique sur toute la région précordiale avec maximum d'intensité dans le troisième espace intercostal, près du bord gauche du sternum. A l'auscultation : bruit de souffle présystolique très-intense dans ce même point, s'entendant sur le sternum, à la pointe, en un mot sur toute la région précordiale, mais diminuant d'intensité à mesure qu'on s'éloigne du point où il est le mieux perçu. Au niveau de l'appendice xiphoïde, il semble même qu'il existe un bruit de souffle profond et léger tout à la fois, analogue aux bruits veineux du cou, presque continu, et interrompu seulement au moment de la systole. Aucun bruit anormal dans les vaisseaux du cou.

Nous portons alors le diagnostic suivant : *Endocardite chronique rhumatismale, rétrécissement de l'orifice mitral, légère hypertrophie du cœur, congestion pulmonaire, adhérences pleurales et albuminurie secondaire.*

23 mai. L'anasarque continuant d'augmenter, l'œdème des membres inférieurs et de l'abdomen est considérable, le tronc et les membres supérieurs sont complètement envahis. Cyanose très-prononcée de la face et des mains. L'oppression est toujours très-forte, toux fréquente accompagnée de l'expectoration de crachats muqueux aérés ou blancs, épais, pelotonnés. Urine rare malgré l'emploi des diurétiques. Deux ou trois selles par jour.

24 mai. Les troubles circulatoires ont encore augmenté d'intensité. Les extrémités sont froides, cyanosées. Respiration fréquente. Toux souvent répétée, crachats blancs plus ou moins épais, mélangés de mucosités aérées.

La sonorité de la poitrine est normale en avant; mais en arrière, il existe de la matité sur les deux tiers inférieurs à droite et sur la moitié inférieure à gauche. La respiration s'entend très-bien des deux côtés en avant, où l'on trouve aussi des râles muqueux plus abondants vers les parties inférieures. Mais en arrière, la respiration est très-obscure à droite et à peu près nulle à la base. On entend quelques râles muqueux plus manifestes dans les parties supérieures. A gauche, la respiration est soufflante aux deux temps au niveau de l'angle inférieur de l'omoplate. On perçoit en même temps des râles muqueux nombreux qui ont à ce niveau un timbre particulièrement éclatant. Il existe aussi des râles dans les parties supérieures, mais en moins grand nombre.

Au cœur, on perçoit toujours le frémissement présystolique et le bruit de souffle correspondant avec les caractères précédemment décrits. Pouls petit, fréquent.

On ajoute au diagnostic : *épanchement double dans les plèvres.*

25 mai. Morte à 7 heures du soir.

Autopsie le 27 mai au matin.

Cœur. Adhérence du péricarde au niveau de la face antérieure du ventricule droit, près de sa base sur une étendue transversale de 6 centimètres environ et sur une hauteur de 2 centimètres. Le cœur est augmenté de volume, surtout aux dépens du cœur droit. Énorme dilatation des oreillettes avec un peu d'hypertrophie de leurs parois. La valvule mitrale est abaissée, notablement épaissie et indurée, offrant une face supérieure blanche, comme gaufrée. Les bords sont irréguliers, mais lisses et arrondis. L'ouverture considérablement rétrécie a une forme losangique et ne permet que l'introduction de la pulpe du petit doigt. En faisant passer un courant d'eau dans le ventricule, on constate que la valvule est suffisante malgré ses altérations. L'orifice aortique est suffisant. Il ne présente aucune altération, les valvules étant parfaitement saines. On ne remarque sur l'aorte que deux ou trois taches jaunes vers la partie inférieure de la crosse. Le ventricule droit est dilaté, ses parois sont notablement épaissies, à l'égal de celles du ventricule gauche. L'orifice auriculo-ventriculaire est dilaté, toutefois c'est à peine si le liquide introduit dans le ventricule reflue un peu ; ce qui rend l'insuffisance au moins douteuse. A l'angle interne de la valvule, les bords sont légèrement épaissis et présentent de petites concrétions fibrineuses. L'artère pulmonaire est dilatée, mais l'orifice n'est pas altéré et les valvules sont suffisantes. On voit seulement quelques taches jaunes sur la face interne de cette artère. L'oreillette droite est très-dilatée, ainsi que les veines caves.

Poumons. En ouvrant la cage thoracique, le poumon droit paraît volumineux, emphysémateux; son bord s'avance au-delà de la ligne médiane, recouvrant une partie de la base du cœur et le bord interne du poumon gauche. Il existe dans la cavité pleurale droite un épanchement séreux assez abondant ayant déterminé l'atelectasie des deux tiers inférieurs du lobe inférieur. Quelques légères adhérences très-lâches. Les parties supérieures du poumon qui ne sont pas comprimées sont le siége d'une congestion manifeste. A gauche, il existe partout des adhérences pleurales. Au niveau du tiers supérieur, la plèvre est peu épaissie et l'on peut vaincre facilement les adhérences qui sont cependant non interrompues, et en outre très-fortes au sommet. A la partie antérieure, elles sont le siége d'un exsudat hémorrhagique. Au niveau du tiers inférieur, il existe un épanchement séreux, enkysté, peu abondant, et les plèvres, très-épaissies, offrent une surface blanchâtre analogue à celle du tissu cartilagineux. Une petite portion du lobe inférieur est adhérente au diaphragme, tandis que la plus grande partie de la base est refoulée en haut, de manière à constituer une espèce de moignon, voisin d'un autre moignon formé par l'extrémité inférieure du lobe supérieur. A la partie la plus élevée de la cavité, on trouve sur les plèvres anciennement épaissies des néo-membranes récentes. En incisant le poumon gauche, on voit qu'il est partout congestionné. C'est cette congestion avec tassement du parenchyme pulmonaire et l'effacement de ses bords produit par la compression du liquide, ainsi que son enveloppement par une plèvre épaissie qui donnent lieu à cet aspect, précédemment décrit, des portions libres des deux lobes. Dans les parties inférieures, le parenchyme est d'un rouge sombre et en même temps plus ou moins complètement atelectasié, d'où son aspect carnifié. A la partie inférieure, l'atelectasie est complète. A la partie moyenne, au niveau de la limite supérieure de l'épanchement, la congestion est intense ; et l'on trouve à la région antérieure un infarctus de la grosseur d'une noisette, dont la couleur se confond peu à peu avec celle des parties voisines. Enfin, au sommet, il existe aussi une congestion très-prononcée.

Les ganglions bronchiques sont un peu augmentés de volume, mais sans autre altération.

Le tissu cellulaire du médiastin postérieur présente une certaine résistance et détermine par suite une cohésion anormale des différents organes. On voit aussi l'aorte thoracique déviée à gauche par le fait d'adhérences intimes, avec la plèvre médiastine enflammée de ce côté.

Foie muscade, un peu volumineux, dépassant le rebord des fausses côtes.

Rate volumineuse.

Reins assez gros. La substance corticale a une teinte un peu jaunâtre.

On recherche attentivement s'il n'existe pas des tubercules dans le parenchyme pulmonaire, sur les plèvres, dans la cavité abdominale et les viscères qu'elle renferme : tous ces organes en sont exempts.

L'absence de tubercules constitue le principal intérêt de cette observation ; et la présentation des pièces pathologiques à la Société a pour but cette constatation qui me paraît d'autant plus importante que la malade lors de son précédent séjour à l'Hôtel-Dieu, avait été considérée comme atteinte d'une affection du cœur (rétrécissement mitral et insuffisance de l'artère pulmonaire) et d'une phthisie pulmonaire. J'ajouterai que M. le professeur Teissier a présenté un résumé de cette observation dans une communication à la Société de médecine, *sur le rapport des lésions de l'artère pulmonaire avec la phthisie pulmonaire* (1). Quant à l'identité de la malade, elle n'est pas douteuse, car elle m'a été affirmée par

(1) Société nationale de médecine de Lyon, séance du 20 janvier 1879, *Lyon Médical*, 9 février 1879.

plusieurs médecins qui me faisaient l'honneur d'assister à ma visite et par les élèves du service, qui ayant eu l'occasion d'observer la malade à la Clinique avaient attiré tout spécialement mon attention sur le diagnostic de M. Teissier.

Avant d'exposer les considérations sur lesquelles mon diagnostic a été fondé, je tiens à déclarer que mon but n'est pas de critiquer les opinions de l'honorable professeur. Je veux seulement rappeler qu'il s'agit d'une observation publiée avec une interprétation qui diffère de la mienne, et qui, par cela même, fournit à la proposition que je soutiens un appui dont la valeur est en raison directe de la compétence de son auteur.

De prime abord, après avoir constaté la lésion cardiaque et les troubles généraux de la circulation sous la dépendance de cette lésion, je rejetai l'hypothèse que les râles muqueux perçus même au sommet des poumons pussent être rapportés à une phthisie pulmonaire, en raison de leur abondance. En effet, si ces râles avaient été produits par des lésions tuberculo-caséeuses, celles-ci eussent été considérables, et il résulte des faits que j'ai pu observer que jamais un cardiaque n'a présenté de pareilles lésions.

J'arrivai du reste à la même conclusion par l'examen raisonné des symptômes pulmonaires.

Il y avait des râles muqueux sous les clavicules et même à gauche jusqu'au sommet du poumon. Mais ces râles étaient plus humides, plus mobiles, plus superficiels, plus abondants, plus mélangés de râles sonores que ne le sont ordinairement les craquements humides, et surtout ils étaient plus nombreux vers les parties inférieures en avant comme en arrière. Les lésions pleurales que nous avons trouvées à gauche rendaient très-probable l'hypothèse d'une pleurésie ancienne récidivée; par conséquent il est très-possible qu'à un moment donné l'obscurité de la respiration à la base, produite par un épanchement, ait pu faire croire à la localisation des râles au sommet. C'est ce qui a eu lieu à droite pendant les derniers jours de la vie de la malade : sous l'influence de l'épanchement les râles que nous percevions antérieurement disséminés jusqu'à la base, avaient disparu dans les deux tiers inférieurs, et l'on ne percevait plus que quelques râles au sommet. Mais dans ces cas encore les râles sont moins nombreux au sommet que vers les parties qui confinent à l'épanchement, ainsi que nous avons pu le constater chez notre malade, tandis que dans les cas de tuberculose avec épanchement, l'on ne perçoit souvent aucun râle ou seulement des craquements au sommet. Ce caractère de la localisation des râles, toutefois, n'a rien d'absolu, car on peut aussi avoir des lésions tuberculeuses disséminées; mais si l'on joint à ce signe les caractères des râles indiqués plus haut, on arrive à des probabilités très-grandes pour le diagnostic, surtout en tenant compte encore des particularités suivantes.

La respiration, avons-nous dit, était légèrement bronchique avec expiration prolongée aux sommets ; toutefois, on entendait le murmure vésiculaire en même temps que les râles; et les bruits respiratoires avaient les caractères de la respiration dite puérile ou supplémentaire. S'il y avait de la pectoriloquie aphone, celle-ci était comme toujours en rapport avec le souffle (1), c'est-à-dire très-légère, à peine appréciable et non soufflée, comme dans les cas où il existe un véritable souffle expiratoire, quelle qu'en soit la cause. La respiration présentait du reste le type costal supérieur, tandis que dans la tuberculose c'est le contraire qu'on observe habituellement.

Je ferai remarquer que les râles muqueux étaient plus nombreux à gauche, qu'on les percevait jusqu'au sommet, que ce côté présentait aussi une diminution de la sonorité et qu'il paraissait le plus lésé; or, le retentissement de la toux et de la voix aurait dû être plus marqué de ce côté s'il se fût agi de tubercules pulmonaires, tandis que c'était du côté opposé comme à l'état normal que ces phénomènes étaient le plus prononcés.

On a toujours trouvé les crachats blancs, muqueux, aérés, jusqu'au dernier moment; et l'on sait qu'ils sont tout diffé-

---

(1) R. Tripier. De la valeur de la pectoriloquie aphone dans le diagnostic de la nature des épanchements pleurétiques. *Lyon Médical*, 1878.

rents à la période ultime de la phthisie pulmonaire, surtout en admettant des lésions aussi étendues que les râles perçus auraient pu le faire supposer.

J'ajouterai enfin que la poitrine ne présentait pas l'affaissement des régions sous-claviculaires et les déformations ordinaires chez les phthisiques; qu'il n'y avait pas d'émaciation considérable, pas de fièvre; et qu'enfin le facies n'était pas celui d'une personne atteinte de phthisie, mais bien celui d'une cardiaque. La malade, en effet, avait la face pâle et cyanosée, avec un peu de bouffissure et un gonflement notable des veines de cou. Il existait une anasarque considérable. Enfin, l'oppression était telle, que les lésions pulmonaires, surtout avant la production des épanchements pleuraux, étaient incapables de l'expliquer; et qu'elle devait être rapportée, ainsi que tous les symptômes généraux, à l'affection du cœur. Ces symptômes, du reste, s'étaient montrés à plusieurs reprises avec une grande intensité et avaient disparu pour se reproduire encore, comme il arrive ordinairement avec les lésions mitrales.

Telles sont les considérations qui m'ont fait rejeter l'hypothèse d'une phthisie pulmonaire venant compliquer une maladie du cœur, pour admettre seulement cette dernière avec ses conséquences.

L'affection du cœur n'était pas douteuse, mais il s'agissait encore de déterminer exactement en quoi elle consistait.

Nous avons vu que la position de la malade, la fatigue occasionnée par l'examen et la fréquence des battements du cœur rendaient l'auscultation très-difficile; et que, si à la pointe on percevait nettement un frémissement et un bruit de souffle présystolique, il semblait qu'à la base (troisième espace intercostal, près du sternum) le frémissement et le souffle fussent diastoliques. Mais à un second examen, la malade étant un peu plus calme, nous constatâmes parfaitement qu'à la base il s'agissait aussi de bruits présystoliques et même plus prononcés qu'à la pointe. L'erreur, dans notre premier examen, provenait de ce que le bruit étant d'assez longue durée et commençant tout près de la diastole, paraissait coïncider avec elle. Cette apparence était encore augmentée par ce fait que le premier bruit du cœur était faiblement perçu à la base. Toutefois, avant d'avoir élucidé la question, j'avais déjà établi que ce bruit de souffle ne devait pas être diastolique. En effet, il coïncidait avec un frémissement tellement intense, que cette circonstance seule devait le rendre très-douteux, sachant que le frémissement diastolique est très-rare et que lorsqu'il existe il est peu prononcé. En tout cas, s'il était produit par une lésion d'orifice, ce ne pouvait être que par une insuffisance aortique, vu l'intensité du bruit de souffle et surtout l'extrême rareté de l'insuffisance de l'artère pulmonaire ; or, tous les autres signes de l'insuffisance aortique faisaient défaut.

J'ajouterai que le bruit de souffle n'était pas aussi doux qu'on l'observe habituellement dans l'insuffisance aortique ; mais que d'autre part il ne rappelait en rien un bruit de frottement au point de vue de ses caractères, aussi bien qu'au point de vue du rhythme.

Notre deuxième examen fut donc fait avec l'idée de trouver autre chose qu'un bruit diastolique, et c'est en suivant très-exactement les battements carotidiens au moyen d'un doigt placé sur ce vaisseau, comme je le fais habituellement pendant la palpation et l'auscultation du cœur, que je parvins, grâce à un moment de calme relatif, à bien me rendre compte du moment où se produisaient les bruits anormaux et à établir le diagnostic qui a été vérifié par l'autopsie.

On peut se demander pourquoi le bruit de souffle présystolique ne présentait pas son maximum d'intensité à la pointe comme on le décrit ordinairement? Mais, si l'on considère qu'il n'est pas rare de rencontrer ce maximum d'intensité au niveau du quatrième et du cinquième espace intercostal dans la portion comprise entre la ligne mamelonnaire et le bord gauche du sternum, et que cette localisation du bruit de souffle tient vraisemblablement aux rapports plus immédiats de telle ou telle partion du cœur avec la paroi thoracique, on peut attribuer à la même cause, la prédominance du bruit dans le troisième espace intercostal chez notre malade, d'autant qu'à ce niveau il existait une adhérence notable des deux feuillets du péricarde.

J'ajouterai encore un mot relativement au bruit de souffle profond quasi continu, c'est-à-dire seulement interrompu par le claquement systolique et que j'ai entendu sur l'appendice xiphoïde. Était-il dû à la propagation du bruit présystolique qui m'aurait paru plus prolongé à ce niveau, parce qu'il était plus lointain et par conséquent plus difficile à [limiter? ou bien s'agissait-il d'un bruit de souffle produit constamment, sauf pendant la systole, par le passage du sang de l'oreillette dans le ventricule toujours avec une force suffisante pour donner lieu à un souffle par le fait de l'augmentation de tension du sang contenu dans l'oreillette? On pourrait certainement faire d'autres hypothèses à ce sujet; mais il me paraît préférable, avant de rechercher la cause de ce souffle, d'attendre de l'avoir constaté à nouveau d'une manière indubitable, ce qui n'était pas possible sur notre malade, par suite des difficultés que nous avions pour l'examiner.

Indépendamment des particularités intéressantes que nous offrait cette malade au point de vue du diagnostic de son affection cardiaque, notre attention a été surtout attirée par ce fait qui me paraît important, qu'on pouvait la croire atteinte simultanément de phthisie pulmonaire, d'autant que les cas analogues ne sont pas rares. Ils forment même la majorité des observations où l'on a cru constater la coexistence d'une maladie du cœur bien déterminée et de la phthisie pulmonaire. Je pourrais en fournir d'autres exemples variés, dans lesquels sont notées diverses particularités pouvant faire croire à la tuberculose et même des hémoptysies; mais l'étude de tous ces faits constituerait un travail que ne comporte pas une présentation de pièces pathologiques.

Il me resterait encore, pour compléter la démonstration de ma proposition, à présenter mes observations relatives aux cas où l'on a pu croire à une affection du cœur chez de vrais phthisiques, alors qu'il ne s'agissait que de la phthisie sans maladie du cœur.

Ce n'est pas que j'admette l'antagonisme absolu de la tuberculose et des lésions cardiaques ; je possède des observations analogues à celles qui ont été publiées à ce sujet, et je compte aussi les faire connaître, car elles présentent un véritable intérêt pratique. J'aurai ainsi l'occasion d'étudier les faits de coïncidence des affections cardiaques et de la phthisie, et de revenir plus complètement sur ceux qui simulent cette coïncidence et qui sont, je le répète, les plus nombreux. Ce sont aussi les plus intéressants. Il est, en effet, important de savoir si une personne atteinte d'une affection du cœur encore peu avancée est ou non phthisique, car le pronostic peut être bien différent dans les deux cas. Il n'est même pas indifférent de reconnaître si un cardiaque à la dernière période, est ou non phthisique, en raison des conséquences qui en résultent pour l'avenir de ses enfants, et de la nécessité d'instituer pour eux suivant le cas un traitement préventif.